SYPHILIS ET PALUDISME COMBINÉS

TRAITEMENT

PAR LE 606 D'EHRLICH

MES VISITES
à Francfort, Wiesbaden et Magdebourg

PAR

Le Dr François BAUBY
DE LA FACULTÉ DE MÉDECINE DE PARIS
MEMBRE DE LA SOCIÉTÉ DE MÉDECINE Mre FRANÇAISE

PARIS
A. MALOINE, ÉDITEUR
25-27, RUE DE L'ÉCOLE-DE-MÉDECINE 25-27

1911

SYPHILIS ET PALUDISME COMBINÉS

TRAITEMENT

PAR LE 606 D'EHRLICH

MES VISITES

à Francfort, Wiesbaden et Magdebourg

PAR

Le Dr François BAUBY

DE LA FACULTÉ DE MÉDECINE DE PARIS

MEMBRE DE LA SOCIÉTÉ DE MÉDECINE Mre FRANÇAISE

PARIS

A. MALOINE, ÉDITEUR

25-27, RUE DE L'ÉCOLE-DE-MÉDECINE 25-27

1911

SYPHILIS ET PALUDISME COMBINÉS

Les raisons de mon voyage en Allemagne

Mes relations dans le monde colonial ont conduit à ma consultation un assez grand nombre de paludéens coloniaux désirant profiter de leur séjour de quelques mois en France pour soigner leur malaria. Plusieurs étaient atteints en même temps de syphilis contractée aux colonies et réclamaient avec insistance le traitement par le « 606 ». Connaissant par les multiples communications insérées dans la presse médicale française et étrangère les remarquables et rapides effets de la préparation d'Ehrlich, en ayant constaté personnellement les résultats merveilleux obtenus sur un de mes malades réfractaire à la cure mercurielle, malade confié à mon ami Emery, il m'était impossible de les dissuader. Mais plusieurs considérations arrêtaient ma légitime ambition de les soigner et d'essayer, par cette méthode, de les « guérir » de leur syphilis.

Pouvais-je impunément injecter une préparation aussi active que celle d'Ehrlich à des syphilitiques, déjà profondément entachés de paludisme, et dont l'anémie prononcée et l'hépatite chronique me semblaient une contre-indication ?

Quelle pouvait être la meilleure préparation du médicament, suspension ou solution ? Les injections intracellulaires ou intra-musculaires valaient-elles mieux que l'injection intra-veineuse ou lui étaient-elles inférieures dans le cas qui nous occupe?

Quelle instrumentation serait à choisir, seringue,

appareil à soufflerie, injection directe avec l'appareil de Weintraud, de Wiesbaden... etc. ?

Quelles seraient les doses tolérées et utiles ?

Ces trois dernières questions ont été souvent et diversement traitées. Chacun a vanté son procédé, supérieur à celui du voisin. Ce manque de mise au point, cette lutte des procédés faisaient dire au spirituel Francis Helme (1) : « J'aurais peut-être bien quelque droit, avant de m'emballer à mon tour, de demander qu'on s'entendît sur la préparation du médicament et surtout sur ses effets. »

Hésitant, pris de scrupules que je crois justifiés, je décidai d'aller demander l'avis de la maison-mère, et partis pour Francfort.

Je vais donc exposer ce que j'appris de la bouche du professeur Ehrlich concernant les syphilitiques paludéens, donner l'avis des Drs Herxheimer, de Francfort, Weintraud, de Wiesbaden et Schreiber, de Magdebourg. Je me permettrai ensuite de donner mon impression sur le mode d'administration de l'arséno-benzol.

Je m'empresse de dire que partout on me fit un accueil très sympathique. Les Allemands sont fiers de pouvoir montrer à un étranger, et surtout à un Français, la splendide installation, la remarquable organisation de leurs hôpitaux, et flattés que l'on vienne leur demander avis, celui qui le sollicite n'ayant même, comme moi, aucun titre officiel. Grâce à l'extrême obligeance de M. Pierre Richard, consul général de France à Francfort, et de M. Lang, vice-consul honoraire, les portes me furent partout ouvertes, en particulier celles du laboratoire du professeur Ehrlich, annexé à l'hôpital de Saxenhausen.

Gravité du « syphilate de paludisme »

Je n'envisage ici que le paludisme des colonies chaudes beaucoup plus grave que le paludisme de la Métropole,

1. *Presse médicale,* 22 octobre 1910.

contracté en Sologne ou dans la Bresse, par exemple.

On peut admettre avec Laveran, l'unité du paludisme et cependant on serait tenté de croire, comme le pensait Celli, que l'hématozoaire est différent suivant les types fébriles observés, intermittents, rémittents, continus. Ce ne sont sans doute que des variétés. Ce qui est indéniable c'est que, plus la région où règne la malaria est chaude et plus on se rapproche des pays tropicaux, plus la fièvre est grave et plus les lésions viscérales et l'anémie sont prononcées.

Les malades auxquels je faisais allusion plus haut ont séjourné longtemps soit au Sénégal, soit à Madagascar, soit en Cochinchine et sont profondément atteints.

Ce qui est vrai pour le paludisme colonial l'est aussi pour la syphilis des coloniaux, surtout pour celle contractée avec des indigènes dans les régions tropicales. Il semblerait que, dans ces régions où la végétation est extrêmement active, le tréponème prît aussi une virulence, une énergie en rapport avec le milieu.

Ce n'est probablement pas là la raison de la fréquence des syphilis malignes précoces chez les coloniaux. Il y en a d'autres. Le climat est déprimant. Combien ont souffert des températures pénibles qu'ils ont eu à supporter !! Dans certains postes éloignés il est rare que l'on manque de sels de quinine mais le mercure n'existe souvent que dans le thermomètre médical.

La dysenterie fait, de plus, son apparition. La nourriture est médiocre et se compose fréquemment de conserves et de salaisons. Et puis, il faut bien l'avouer, l'abus de l'alcool s'ajoute encore aux causes énumérées. Un de mes amis me racontait qu'il avait manqué de viande fraîche, mais jamais d'absinthe.

Vous voyez dans quel piteux état peut se trouver un syphilitique atteint de paludisme et de dysenterie, mangeant mal, dans de mauvaises conditions climatériques et hygiéniques, abattu par la chaleur, sans traitement mercuriel, et cherchant dans l'alcool l'excitant passager qui lui permettra de supporter l'inclémence du milieu.

Si ce tableau est noir pour certaines de nos possessions il n'a rien d'exagéré pour d'autres. C'est, je crois, surtout cet état de moindre résistance qui donne à ces syphilis coloniales toute leur gravité.

Ce sont des malades ainsi frappés qui réclamaient du « 606 ». Pouvais-je impunément satisfaire leur désir? Je n'avais pas oublié l'anémie palustre, la diminution considérable des globules rouges, leur déformation. Je redoutais les altérations de cirrhose du foie, de ce foie hypertrophié avec hyperplasie et hypertrophie cellulaire. Je me méfiais de l'émonctoire rénal. La médication arsenicale a été instituée contre le paludisme, sous forme de liqueur de Boudin, de cacodylate de soude, néo-arsycodile, d'arrhénal, etc., d'accord, mais aucune de ces préparations n'a la puissance d'action de l'arséno-benzol ; et, je le répète, je tenais surtout à soigner une syphilis sur un sujet paludéen, et non la malaria sur un sujet syphilitique. Tant mieux si les deux infections peuvent en même temps se trouver mieux du même traitement.

Comment agissent donc toutes ces préparations arsenicales si ce n'est, en partie, grâce à l'arsenic qu'elles contiennent? Chauffart et Grigaut ont reconnu que la composition de la molécule a son importance dans l'activité du médicament, mais que cette activité dépend aussi de la teneur du corps en arsenic.

L'organisme, non lésé par une autre infection, est très tolérant pour les hautes doses de ces composés. En est-il de même lorsqu'il est déjà profondément touché par le paludisme?

L'arsenic diminue le nombre des globules rouges, déforme ces globules, comme l'hématozoaire. L'arsenic se localise volontiers dans le foie qui augmente de volume et peut subir la dégénérescence graisseuse, dans ce foie altéré par le paludisme. Sous son influence l'épithélium rénal subit de terribles assauts, cet épithélium à état graisseux produit par la malaria. Théoriquement je pouvais craindre d'apporter un remède plus dangereux que le mal lui-même. En principe, je le sais, l'hectine, l'arséno-benzol n'attaquent que les germes morbides en respectant les tissus.

Visite au professeur Ehrlich

Ce sont ces considérations, ces appréhensions que j'expliquai au professeur Ehrlich. Il me prêta une bienveillante attention. Pour les paludéens syphilitiques, même fortement anémiés, mais sans lésions viscérales, il ne voit aucune contre-indication à sa médication, au contraire. L'arséno-benzol n'a pas d'action nocive sur le globule rouge, et le malade ne pourra que retirer un grand bénéfice d'un traitement qui s'attaquera à la fois à l'hématozoaire et au tréponème. Déjà, sous l'influence de l'arséno-benzol, les accès d'une affection à spirilles d'une parenté bien proche de celle du tréponème, la fièvre récurrente, avaient cédé rapidement. Les nombreuses observations qu'Ehrlich m'expliqua et les feuilles de température que je vis étaient concluantes.

On peut, sans être taxé d'hérésie, rapprocher des diverses variétés de spirilles les flagella de la fièvre palustre qui, comme Laveran l'a dit, sont surtout caractéristiques de l'hématozoaire. De là à soigner la malaria par l'arséno-benzol il n'y a qu'un pas. La fièvre tierce est principalement jugulée. Dans cette anémie palustre simple, avec intégrité des viscères, traiter un paludéen syphilitique par le « 606 » équivaut à soigner un syphilitique pur, un peu moins résistant seulement.

Différente fut la réponse d'Ehrlich en ce qui concerne les vieux paludéens syphilitiques à hépatite chronique. Une part peut revenir à la malaria et une autre à la syphilis. Aux lésions de cirrhose paludéenne s'ajouteront peut-être des lésions de dégénérescence amyloïde, d'hépatite nodulaire gommeuse. L'arséno-benzol agira sur les lésions syphilitiques, avec une plus ou moins grande efficacité, mais son affection pour le foie l'y fera séjourner sans action sur une cirrhose installée. A ce point de vue Ehrlich fut catégorique : il vaut mieux s'abstenir. Je lui demandais si on ne pourrait pas faire plusieurs injections faibles et espacées dans le cas où des symptômes alarmants ou bien l'intolérance mercurielle forceraient la main du médecin traitant. Le Dr Bénario, de Francfort, m'avait, en effet, dit qu'il ne croyait pas qu'il y ait un inconvénient à traiter par le « 606 » les syphilitiques paludéens, à la condition d'être prudent dans les doses, et en tenant compte de la cachexie du malade. A sa connaissance quelques cas avaient été traités avec succès, même avec hépatite chronique. A cela Ehrlich me répondit par le proverbe allemand suivant : « Greif niemals in Wespennest, doch wenn dù greifst, so greife fest. »

Cela signifie : « On ne doit pas mettre sa main dans un nid de guêpes, mais si on l'y a mise il faut l'y laisser et serrer fort. » Si donc on place en l'arséno-benzol sa suprême espérance, mieux vaut une dose raisonnable que des doses fractionnées. Actuellement les contre-indications existent encore, et les lésions hépatiques et rénales en font partie, lorsqu'elles ne sont pas de nature syphilitique.

Ehrlich me montra alors une fort intéressante collection de photographies qui lui ont été adressées des quatre coins de l'univers. J'ai vu, chez des Malgaches, des mutilations de la face les plus épouvantables cicatrisées avec une extrême rapidité. Je ne dirai pas qu'avec la cicatrisation était revenue l'esthétique, mais enfin de telles lésions menacent la vie, et il est déjà bien beau d'arrêter cette menace. J'ai vu une gomme ulcérée du gros orteil cicatrisée totalement au bout de huit jours. Je n'ai nullement besoin de prolonger cette énumération, chaque syphiligraphe ayant, à l'heure actuelle, un nombre respectable de succès éclatants à son actif. Ehrlich me conseilla vivement alors d'aller à Magdebourg voir Schreiber pratiquer les injections intra-veineuses. Je suivis son conseil.

Visite au Dr Schreiber

Poursuivant mon idée j'aborde immédiatement la question des syphilitiques paludéens, et je trouve chez Schreiber moins de retenue que chez Ehrlich.

Il ne voit aucun danger à traiter ce genre de malades par le « 606 », à condition de faire 3 ou 4 injections de 0 gr. 20 à quatre semaines d'intervalle. Il a ainsi traité 3 syphilitiques atteints de paludisme sans avoir eu d'accident, et avec plein succès.

Pendant les quelques jours que j'ai passés auprès de lui je lui ai vu pratiquer de nombreuses injections intraveineuses. Il avait à son actif, à ce moment, 745 injections d'arséno-benzol sans avoir eu d'accident grave. C'est un chiffre respectable !!

Parmi les malades que je vis injecter il y avait une femme qui, quatre semaines auparavant, avait reçu 0 gr. 30 de « 606 » pour rupia étendu, principalement intense aux membres supérieurs. J'ai vu sa photographie avant tout traitement. Au moment où Schreiber me la présenta, toutes les croûtes étaient tombées, les ulcérations sous-jacentes cicatrisées, et il ne restait plus à leur place que des taches lie-de-vin variant de la grandeur d'une pièce de 50 centimes à celle d'une paume de main. Quelques croûtes molles, avec suppuration, persistaient au cuir chevelu surtout, et une au coude droit, mais on avait affaire avec des injections secondaires.

J'ai vu plusieurs femmes atteintes de syphilides végétantes vulvaires, périnéales et péri-anales avec ulcérations, en voie de complète guérison de leurs accidents avec 0 gr. 30 de « 606 » et sans aucun traitement local.

J'ai vu une fillette de 6 ans, syphilitique héréditaire, conduite à l'hôpital de Magdebourg avec des symptômes de méningite cérébro-spinale caractérisés, raideur de la nuque, ospisthotonos, signe de Kœrnig, prostration presque comateuse, et qui, quatre jours après une injection intra-veineuse de 0 gr. 15 d'arséno-benzol était gaie et jouait, assise dans son lit. Il lui restait pourtant de l'hébétude.

Un jeune homme de 20 ans, syphilitique assez récent, fut admis avec une hémiplégie droite, et contracture permanente du bras et de la jambe droits, dépendant certainement de lésions scléro-gommeuses corticales. Schreiber ne craignit pas de lui faire une injection intraveineuse de 0 gr. 30 de « 606 ». Quelques jours après le malade commençait à marcher, en étant légèrement soutenu sous les bras.

Une enfant de 7 ou 8 ans, hérédo-syphilitique, avec vaste gomme ulcérée du tibia droit, nécrose, fracture spontanée et large ulcération cutanée, reçoit une injection intra-veineuse de 0 gr. 15 de médicament. Très rapidement la surface cruentée bourgeonne et se comble. Il faut remarquer, dans les jours qui suivent l'injection, le soulèvement des bords cutanés de l'ulcération, soulèvement qui existait dans tous les cas de gommes ouvertes que j'ai vu traiter.

Un jeune homme, atteint d'atrophie du nerf optique, avec perte de la vue de l'œil droit, a la vision très améliorée après 0 gr. 40 d'arséno-benzol. Je n'ai pu savoir si cette atrophie était consécutive à une névrite optique.

J'ai encore vu un nourrisson, ayant reçu 8 milligrammes de « 606 » intra-veineux pour débilité congénitale hérédo-syphilitique et exanthème pustuleux. Le médicament fut admirablement supporté, les pustules séchèrent et l'enfant augmenta rapidement de poids.

J'arrêterai là l'énumération des cas traités devant moi ou qu'il m'a été donné d'observer en cours de traitement. Je tenais seulement à montrer que Schreiber n'est arrêté ni par l'âge du sujet, ni par les manifestations oculaires ou nerveuses centrales pour pratiquer une injection intra-veineuse. Comme je le disais plus haut, jamais il n'a eu à déplorer un accident grave. Puisque les lésions les plus diverses sont favorablement influencées par le « 606 », un foie adultéré par la syphilis et le paludisme doit pouvoir être traité ainsi. Il ne s'agit dans tous ces cas que d'injection intra-veineuse. pratiquée avec la méthode que je vais exposer *in extenso* telle que Schreiber l'a décrite dans la *Gazette médicale hebdomadaire de Munich.*

Sur les injections intra-veineuses de la préparation « 606 » d'Ehrlich, par E. Schreiber (1).

Dans un article qui a paru dans le n° 35 de ce journal, le professeur Ehrlich attire l'attention sur un jugement formulé par les Drs Fraenkel et Grouven au sujet des dangers des injections intra-veineuses. Il réfute ce jugement en soutenant que la façon de pratiquer ces injections rend inadmissibles les allégations de ces messieurs. De mon côté je veux faire constater que les injections intra-veineuses n'offrent pas le danger qui paraît ressortir de leur publication. Je m'y crois d'autant plus autorisé que je dispose de 325 malades auxquels nous avons fait des injections intra-veineuses de « 606 ». Dans aucun cas il n'y a eu d'accident. Il est évident tout d'abord qu'il importe que ces injections soient faites avec une expérience acquise, et alors elles ne présentent pas plus de dangers que d'autres injections intra-veineuses de préparations neutres.

Je récapitule notre technique habituelle que j'ai publiée avec Hoppe dans le n° 31 de la *Gazette clinique de Berlin.*

Dans une éprouvette graduée, de 250 centimètres cubes, à goulot étroit, et bouchée à l'émeri, on verse environ 10 à 20 centimètres cubes d'eau stérilisée et l'on ajoute le « 606 » à raison de 0 gr. 30 pour la femme et de 0 gr. 40 pour l'homme. On agite vivement jusqu'à ce que la solution soit claire. L'addition d'alcool méthylique devient inutile, attendu que la préparation actuelle se dissout facilement dans l'eau. Les critiques formulées par Blaschko sur les injections intra-veineuses (n° 34 de la *Gazette clinique de Berlin*) sont ainsi mal fondées. A cette première solution on ajoutera de l'eau distillée ou une solution de sérum physiologique. On verse ensuite, pour 0 gr. 10 de médicament, environ 7 centimètres cubes de soude caustique normale, et on remue fortement jusqu'à ce que le dépôt formé soit complètement dissous. Si, malgré cela, la solution ne se sclarifie pas, on ajoute

1. La traduction est due à l'amabilité du vice-consul de France à Francfort, M. Lang.

avec beaucoup de précaution quelques gouttes de soude caustique normale jusqu'à ce que la solution devienne tout à fait claire, puis on complète à 200 centimètres cubes. Il est évident, qu'au lieu de 200 centimètres cubes, on peut mettre aussi bien 150 centimètres cubes ou 250 centimètres cubes. Pour dissoudre, ainsi que pour compléter la solution on se sert d'eau réchauffée. La solution ainsi préparée est alors mise dans un verre-gobelet stérilisé, duquel on la retire facilement à l'aide de la seringue.

La seringue dont nous nous servons est une simple seringue de Lüer. L'aiguille est fabriquée par B.-B. Cassel à Francfort. Cette aiguille est en forme de bayonnette et porte un robinet à triple courant, de telle façon qu'elle aspire le liquide dans le verre et l'injecte directement dans la veine, grâce aux dispositions du robinet. L'aiguille porte, en outre, une plaque recourbée rectangulaire, sur la première courbure, pour donner plus de facilité à l'opérateur. Elle peut être dévissée pour pouvoir être remplacée facilement. Il est très important que l'aiguille soit bien entrée dans la veine, et que la pointe ne soit pas émoussée à l'introduction, ce qui arrive facilement avec les aiguilles à biseau long. Voilà la raison pour laquelle je fais faire des biseaux très courts.

Pour plus de sécurité, nous employons une certaine façon de procéder que je recommande instamment à ceux qui font l'injection pour la première fois. Nous remplissons d'abord la seringue avec du sérum physiologique et piquons dans la veine avec le robinet ouvert. Pendant que le lien constricteur est encore en place, après un écoulement sanguin prononcé, nous injectons le sérum physiologique. Si l'aiguille n'est pas bien dans la veine, il apparaît immédiatement une infiltration de sérum. Si cela se produit, nous retirons l'aiguille et cherchons à obtenir un meilleur résultat. De toute façon, à la piqûre suivante, il faut prendre garde qu'il ne s'écoule pas de solution d'arséno-benzol dans le tissu cellulaire, car cette infiltration défavorable est en général très douloureuse et peut persister pendant des semaines : à la longue cependant elle disparaît toujours. Comme lieu d'élection de l'injection nous choisissons le plus souvent la partie externe du pli du coude pour éviter, en cas d'infiltration, une gêne dans la flexion de l'avant-bras sur le bras. Pour cette raison, une fois l'injection de « 606 » terminée, nous injectons un peu de sérum physiologique afin d'éviter l'irritation locale.

Si, pendant l'injection, l'aiguille sortait de la veine, ou si la veine était lésée, on verrait de suite un gonflement et les malades se plaindraient d'une sensation de brûlure. Dans ce cas on retire la seringue avec l'aiguille, replace le lien constricteur, et on laisse le sang s'écouler abondamment. Avec cette méthode on évite l'infiltration. Si la technique de l'injection est bonne le malade ne ressent aucune douleur outre la piqûre cutanée.

Jamais on ne doit injecter une solution concentrée d'arsénobenzol. J'ai, du reste, dans une conférence que j'ai faite à Wiesbaden, attiré l'attention sur ce fait que l'injection intra-veineuse doit être faite avec une solution étendue. C'est une ancienne vérité de dire que l'effet est déterminé non seulement par la dose du médicament, mais aussi grâce à l'étendue de la solution.

Nous croyons qu'un volume de 200 centimètres cubes est tout à fait suffisant, car il est à considérer qu'avec ce volume l'injection est plus longue à faire. Nous mettons actuellement six minutes avec notre procédé. Considérant la lenteur de l'injection, et par crainte de voir sortir l'aiguille de la veine, on ne doit pas injecter trop vite pour éviter d'élever trop rapidement la pression sanguine.

J'admets sans contradiction que les injections intra-veineuses ne sont pas susceptibles d'être toujours employées, en raison de leur technique compliquée. Nous devons nous appliquer à chercher un procédé d'injection intra-musculaire ou sous-cutané moins douloureux. D'autre part, je ne puis dissimuler l'avantage de l'injection intra-veineuse qui nous permet de faire une deuxième injection rapprochée de la première, sans crainte d'intoxication, en raison de l'élimination rapide de l'arsenic. J'ai refait une deuxième injection au bout de trois à quatre semaines, et contrairement aux craintes du Pr Ehrlich, il n'y a pas eu d'augmentation de la susceptibilité des malades, qui réagissent plus faiblement après la deuxième injection qu'après la première. Je suis entièrement d'accord avec Neisser et Blaschko pour faire une deuxième injection si la disparition des symptômes n'est pas rapide ou si la réaction de Wassermann est encore positive après quatre semaines. L'arsenic, du reste, ne s'élimine pas aussi rapidement que nous le supposions : Hoppe et moi ferons plus tard un rapport à ce sujet.

On peut, en tous cas, renouveler l'injection au bout de dix jours. Avec l'injection sous-cutanée ou intra-musculaire il se fait une réserve d'arsenic qui, comme je l'ai fait remarquer au congrès de Wiesbaden, s'élimine très lentement. Si donc, à la suite d'une récidive, une deuxième injection devient nécessaire, nous nous trouvons en présence d'une question difficile à résoudre. Quelle quantité pouvons-nous encore injecter ? Si, par hasard, nous réveillons l'ancien dépôt, nous ne savons pas combien d'arsenic de ce dépôt sera mis en liberté, pouvant provoquer de fâcheux symptômes. On ne doit pas oublier qu'avec ces dépôts d'arsenic il y a toujours des dangers d'intoxication, surtout si on fait plusieurs injections. Une autre question est de savoir si avec ces injections nous n'entretenons pas chez ces malades des foyers arsenicaux dont nous ne pourrions plus rien obtenir dans la suite, par accoutumance.

Je lis, dans le rapport d'un de mes collègues, le temps pendant lequel ces dépôts peuvent persister. Un malade, ayant eu deux ans auparavant une injection de sublimé, a eu subitement une stomatite mercurielle intense.

Théoriquement, ce qui peut attaquer les injections intraveineuses, c'est, qu'avec l'élimination rapide, elles ne détruisent pas tous les spirochètes et n'empêchent pas leur développement. Nous ne savons pas si notre moyen attaque la stabilité d'aspect du spirochète. C'est pour cette raison que j'avais recommandé antérieurement de ne pas se contenter d'une injection intraveineuse, mais de la faire suivre quelques jours après d'une injection intra-musculaire, parce que, comme l'a montré Iversen, on peut ainsi augmenter sensiblement la dose.

En ce qui concerne les phénomènes consécutifs aux injections intra-veineuses, nous avons constaté ce qui suit :

Sur une série de malades, quelques heures après l'injection, nous avons observé le plus souvent du frisson et une température s'élevant parfois à 40°, rarement au-dessus. Cette fièvre tombe au bout de quelques heures et dure exceptionnellement jusqu'au lendemain. J'ai constaté avec surprise que, dans les cas de lésions du système nerveux central, et surtout dans le tabès, cette température ne se présente parfois que le deuxième jour.

Cette élévation thermique est attribuable d'une part au sel lui-même et de l'autre aux toxines. Après l'injection quelques malades ont eu des nausées, des vomissements et de la diarrhée. Ils ressentent également de la céphalée, un certain malaise pendant la hausse de la température.

Je n'ai observé l'urticaire qu'une seule fois. Nous n'avons pas eu de troubles de la vue, d'accidents cardiaques ou rénaux consécutifs aux injections intra-veineuses.

En ce qui concerne les constatations défavorables faites à Prague, je répondrai que nous n'avons rien observé de semblable auprès de nos malades ayant eu des injections intra-musculaires. Par contre, un de mes collègues, ayant fait jadis beaucoup d'injections de sublimé, m'écrit qu'il a fait les mêmes constatations avec les injections de sublimé faites à proximité de la région ischiatique.

Il faut savoir que ces injections déterminent des réactions, et que dans les cas où il pourrait y avoir quelque danger, surtout chez les gens très affaiblis, on doit injecter de faibles doses, répétées à quelques jours d'intervalle.

Je ne voudrais pas m'étendre sur les injections intra-veineuses, mais faire ressortir qu'elles font disparaître les symptômes sûrement aussi rapidement que les injections intra-musculaires ou sous-cutanées. Oui! J'ai l'impression que la plupart du temps elles sont plus efficaces, plus rapides et plus certaines dans leur action. Quand il faut agir promptement, pour des troubles du système nerveux central, par exemple, je ne me servirai que des injections intra-veineuses, en ayant soin de n'employer pour commencer que de faibles doses. En ce qui concerne la malaria et la fièvre récurrente, ne pas employer d'autre procédé que l'injection intra-veineuse. Je ne puis me prononcer sur la durée de la guérison, attendu que mes essais ne s'étendent que sur une période de trois mois. Nous reviendrons sur cette question quand nous serons fixés sur le meilleur procédé et quand nous saurons s'il n'est pas préférable d'associer le mercure et l'iode à l'arséno-benzol pour obtenir un succès durable. C'est ce que j'ai déjà dit.

En un mot, Schreiber est un partisan convaincu de l'injection intra-veineuse, et son avis est nettement formulé en ce qui concerne les paludéens syphilitiques. Nous discuterons plus loin les raisons de cette préférence. Auparavant je ne veux pas abandonner ce chapitre sans avoir indiqué les additions légères que Schreiber a apportées au procédé décrit dans l'article que je viens de reproduire, et sans avoir donné son opinion sur divers points techniques, sur l'interprétation des réactions, ainsi que sur les observations nouvelles qu'il lui a été donné de faire. Il y aura lieu de formuler ensuite quelques critiques.

Schreiber a ainsi procédé devant moi :

Il prépare en une seule fois la solution mère devant servir pour les malades d'une même séance, en faisant une solution au 1/100°

Ayant à injecter 5 malades, 2 femmes et 3 hommes, il prit 1 gr. 80 de « 606 ».

En effet,	2 femmes à 0 gr. 30 :	0 gr. 60
	3 hommes à 0 gr. 40 :	1 gr. 20
Total :	5 malades et	1 gr. 80 de médic.

A ces 1 gr. 80 il ajoute 180 centimètres cubes d'eau distillée stérilisée à 37°. Ainsi est préparée dans une éprouvette la solution mère pour les 5 malades, solution parfaitement claire et limpide après vive agitation. Dans une autre éprouvette il verse alors la quantité de cette solution contenant la dose de médicament qu'il veut injecter, par exemple, 30 grammes pour 0 gr. 30 de « 606 » et 40 grammes pour 0 gr. 40. Il complète alors avec de l'eau bouillie stérilisée à 37° pour obtenir un volume de 200 centimètres cubes, dose qu'il injecte toujours. A ce moment il ajoute la solution normale de soude caustique à 2 °/₀. Avec un gros compte-gouttes gradué en centimètres cubes, il verse, pour 0 gr. 30 de « 606 », d'abord 1 centimètre cube de solution sodique, et agite. Il se fait un trouble léger qui disparaît en ajoutant lentement environ un deuxième centimètre cube de la solution. Il procède ensuite comme il a été décrit plus haut, en versant de nouveau cette solution définitive dans le verre d'où la seringue va l'extraire et l'injecter dans la veine.

Avantages de ce procédé. — En injectant, comme le fait Schreiber, une solution de sérum physiologique avant la solution de « 606 », on a l'avantage de ne pas faire fuser d'arséno-benzol dans le tissu cellulaire, en cas de mauvaise introduction de l'aiguille ou de transfixion de la veine. En en injectant pour terminer on est sûr qu'aucune goutte, même minime, de « 606 » ne touchera ce tissu en retirant l'aiguille. Aussi jamais aucun malade traité devant moi ne ressentit la moindre sensation de cuisson légère.

Si un peu d'air s'introduit dans la seringue ce que j'ai constaté souvent, on n'a pas à craindre de l'injecter dans la veine, car les bulles d'air restent visibles à la partie supérieure du corps de pompe.

Les 200 centimètres cubes injectés ne sont nullement exagérés. Avec la seringue, l'injection peut être poussée aussi lentement que possible, tout en étant sûre de vaincre la pression sanguine. La toxicité locale est très atténuée. Il en est de même pour la toxicité générale, car il est d'observation constante que, plus la dilution d'un produit toxique est grande, moins les effets toxiques généraux sont à redouter. Le seul symptôme que j'ai observé est une céphalée quelquefois très violente au moment où l'hyperthermie atteint son maximun.

Choix de la veine — Schreiber a donné les raisons de sa préférence pour la radiale ou la cubitale superficielles. Malgré cela il pique celle qui lui semble le plus facilement abordable, médiane, médiane-basilique, médiane-céphalique, même la céphalique ou la basilique.

Élévation de la température. — J'ai toujours constaté, lors de la première injection, l'élévation graduelle de la température commençant à la première, ou la deuxième heure après l'injection, pour atteindre progressivement un maximum de 40° et même plus au bout de trois ou quatre heures. Toujours, dans tous les cas traités devant moi, le soir même, c'est-à-dire douze ou treize heures après l'injection, la température était revenue à la normale.

A la deuxième injection les phénomènes se succèdent de la même façon, mais avec une intensité beaucoup moins grande. Rarement la température dépasse 38°, et, très souvent, elle ne subit aucune élévation.

Comment interpréter ces phénomènes ? La céphalée peut être mise sur le compte du médicament. En est-il de même de la température ? Milian a dit à la Société de dermatologie et de syphiligraphie que « chaque fois que l'on injecte dans un organisme un corps étranger quelconque on était sûr qu'il se produirait une réaction fébrile, surtout quand il s'agit d'un corps insoluble qui a besoin d'une réaction de l'organisme pour être absorbé ». Ceci peut être vrai pour les préparations insolubles de « 606 » injectées en plein muscle ou dans le tissu cellulaire, mais est sujet à caution pour la solution parfaite intra-veineuse. Pour Schreiber, comme pour Neisser, cette hyperthermie est due à la destruction en masse des tréponèmes et à la mise en liberté d'un seul coup des toxines. J'ai posé la question au professeur Ehrlich, et, malgré ses dénégations primitives, il admet maintenant parfaitement cette explication. En effet, la haute température de la première injection s'explique ainsi par ce fait qu'à ce moment les tréponèmes qui sont en quantité considérable abandonnent une forte proportion de toxines. A la deuxième, au contraire, les tréponèmes étant plus rares, il y a moins de toxines et partant moins de température. Un homme non entaché de syphilis, ayant reçu une injection intra-veineuse n'eut aucune réaction fébrile, n'ayant pas de tréponèmes.

Reste à interpréter ce fait très remarquable que chez les tabétiques qui ont été injectés, mais chez eux seulement, la température ne s'élève que plus tardivement. Y a-t-il chez ces malades des tréponèmes moins chargés de toxines avec lesquelles ils ont accompli leur œuvre, ou bien ces tréponèmes résistent-ils plus longtemps à l'arséno-benzol? Telles sont des questions auxquelles, ni le professeur Ehrlich ni Schreiber n'ont pu me répondre.

L'arsenic de l'arséno-benzol passe-t-il dans le lait d'une nourrice ?

Le professeur Ehrlich ne le pensait pas et croyait à une destruction rapide et massive des tréponèmes, mettant en liberté des endotoxines, entraînant la formation d'antitoxines bues avec le lait de la nourrice. Or Schreiber a retrouvé des traces très nettes d'arsenic dans le lait de plusieurs nourrices, syphilitiques ou non syphilitiques cliniquement, injectées avec du « 606 », leurs enfants étant hérédo-syphilitiques. Il est nécessaire de prélever au moins 50 centimètres c. de lait pour trouver des traces appréciables d'arsenic. Le médicament agirait donc ainsi directement par passage de la mère à l'enfant. Ce n'est là qu'une constatation qui n'empêche en rien Schreiber d'injecter, comme je le lui ai vu faire, une première fois 8 milligrammes d'arséno-benzol et une deuxième fois 1 centigramme, à un nourrisson atteint de pemphigus.

Critique de la méthode de Schreiber. — Malgré ses incontestables avantages la méthode de Schreiber a ses inconvénients.

La plus grande critique à lui faire, à mon avis, est de nécessiter le passage du liquide à injecter dans un trop grand nombre d'appareils : deux éprouvettes, un verre, une seringue.

Il faut, de plus, une personne expérimentée pour assurer le jeu d'ouverture et de fermeture du robinet de la canule sans déranger la main de l'opérateur et, partant, sans faire déplacer l'aiguille.

L'injection avec la seringue demande une très grande attention pour ne pas introduire d'air.

Il est encore à noter que, dans ce procédé, comme dans beaucoup d'autres, la solution n'est pas filtrée. Il me semble qu'il y a là une grosse faute. Malgré tout le soin apporté à l'ouverture de l'ampoule de « 606 », il peut se faire que des particules infinitésimales de verre, insuffisantes pour boucher la lumière de l'aiguille puissent être lancées dans le torrent circulatoire. Le cœur n'aura pas à en souffrir, mais je suis convaincu que c'est là qu'il faut trouver la cause des points de côté subits que j'ai quelquefois constatés. Aussi ne peut-on que louer Emery de ne se servir que de solution filtrée. C'est la pratique que je vais moi-même suivre.

De l'aiguille. — Pour terminer ce chapitre je tiens à insister sur un point applicable à tous les procédés d'injection intra-veineuse, sur l'importance de la brièveté du biseau de l'aiguille.

Avec une aiguille à biseau long on est forcément obligé d'enfoncer davantage pour être sûr que toute la lumière du biseau soit bien dans la veine. La piqûre est plus facile, d'accord, mais si cette facilité est plus grande pour la paroi antérieure du vaisseau, elle l'est aussi pour la paroi postérieure, et la veine est transfixée. Cet incident se produit d'autant plus facilement que la veine est moins développée. Il peut arriver, au contraire, que toute la lumière du biseau ne soit pas dans la veine. Que se produit-il dans l'un et l'autre cas, en employant le procédé de Weintraud, par exemple, ou celui d'Emery ? Si la pression de la solution à injecter est supérieure à celle du sang, il s'écoule en même temps de l'arséno-benzol dans la veine et dans le tissu cellulaire par la partie du biseau qui est en dehors. Le malade s'en aperçoit immédiatement et éprouve de la cuisson, de la brûlure. J'ai constaté le fait plusieurs fois. Ceci ne peut se produire avec le procédé de Schreiber, qui injecte d'abord du sérum physiologique. Si la pression sanguine est supérieure, même à peine, à celle de la solution, du sang reflue dans la lumière de l'aiguille, passe par la partie du biseau qui est en dehors de la veine, fuse dans le tissu cellulaire et forme un hématome qui peut obstruer complètement l'aiguille. C'est encore un fait que j'ai constaté et je ne m'explique pas autrement l'arrêt d'écoulement d'un liquide filtré. Ceci ne peut encore se produire avec le biseau court employé par Schreiber et avec l'injection à la seringue dont la pression peut être réglée à volonté et suivant les circonstances. On me répondra qu'avec une élévation suffisante du récipient contenant la solution il est facile de pallier à cet inconvénient. Oui mais alors, ou l'introduction de l'aiguille est parfaite et le liquide risque de s'écouler trop vite, ou elle est imparfaite, et il coule rapidement dans le tissu cellulaire. De plus, avec une aiguille à biseau long, bien et complètement introduite, après avoir constaté un écoulement de sang caractéristique, j'ai encore vu l'injection arrêtée.

L'aiguille avait été sûrement déplacée dans un léger mouvement de retrait de l'opérateur, ou, plutôt, dans un mouvement de recul de la veine. Lorsque l'on place le lien constricteur il s'opère un minime mouvement de la veine en avant. On pique alors, retire le lien, le mouvement inverse se produit, et une petite partie du biseau se trouve en dehors de la veine.

Ces considérations font que je trouve le procédé d'Emery excellent, mais qu'il est utile, sinon indispensable d'injecter du sérum physiologique avant l'arsénobenzol. Bien des petits ennuis de l'injection directe, sous pression, sans seringue, disparaissent en employant une aiguille à biseau court.

Je m'en tiendrai donc, quant à présent, pour ma pratique personnelle, au procédé d'Emery, avec filtration. J'emploie une aiguille de Schreiber, et cherche le moyen pratique d'injecter pour commencer du sérum physiologique, sans compliquer une technique aussi simple.

Visites à Weintraud (de Wiesbaden) et Herxheimer (de Francfort)

Malgré ces digressions qui m'ont éloigné de mon sujet primitif, mais qui, cependant, lui sont liées, puisque dans le cas spécial qui m'occupe j'étais heureux de m'instruire au point de vue technique comme au point de vue scientifique, je vais donner l'avis de deux apôtres de la première heure. Weintraud, que je suis allé voir à Wiesbaden, montre moins d'enthousiasme qu'au mois de septembre à la Société de médecine de Francfort-sur-le-Mein, en ce qui concerne la guérison radicale de la syphilis. Il a rarement eu à soigner des syphilitiques paludéens, mais néanmoins sa statistique en comporte. Il en a traité un, entre autres, ayant de la splénomégalie et un foie très volumineux. Avec une injection intra-veineuse les manifestations paludéennes et les accidents syphilitiques ont régressé avec une incroyable rapidité. Pour lui, dans ces cas, il ne faut employer que les injections intra-veineuses.

Je n'ai eu qu'une courte entrevue avec Herxheimer à Francfort, mes occupations me rappelant à Paris. Je lui demandai son avis. Il faut agir avec prudence, m'a-t-il dit, si l'on veut éviter des accidents que les détracteurs de parti pris d'une méthode sont disposés à imputer au médicament employé. « Toute médaille a son revers », telles sont ses paroles. Le jour où je l'ai vu il venait d'avoir une très vive alerte pour un malade injecté le matin. Depuis mon retour à Paris j'ai eu des nouvelles du malade en cause, qui, à ce qu'il paraît, est sorti de l'hôpital, guéri de ses accidents syphilitiques et de ses accidents d'intoxication. Herxheimer est resté à ce sujet dans une prudente réserve et je n'ai pu savoir ce qui avait motivé son épouvante. Néanmoins il est disposé à traiter par le « 606 » les paludéens syphilitiques, quand l'occasion se présentera.

Méthode de choix pour les syphilitiques paludéens

D'après ce que j'ai appris en Allemagne, d'après ce que j'ai vu, ma conviction est que, pour des syphilitiques dont les lésions viscérales, hépatiques et rénales en particulier, sont imputables à la double infection paludéenne et syphilitique, c'est aux injections intra-veineuses prudentes qu'il faut avoir recours. Quelles sont les raisons de ce choix ?

En dehors de leur technique indolore et sans réaction locale si elles sont faites aseptiquement, l'élimination rapide du médicament est le plus sûr garant de l'innocuité vis-à-vis d'un organisme profondément infecté et peu résistant.

Milian nous a dit que le rein n'est pas influencé par le « 606 » et nous a cité le cas d'un malade atteint de néphrite syphilitique, avec œdème considérable, dont les phénomènes d'albuminurie et de néphrite ont rapidement rétrocédé à l'emploi de l'arséno-benzol. Je le crois volontiers, mais il ne s'agissait là que de lésions syphilitiques. Le rein paludéen aurait-il aussi bien supporté le médicament ?

Jeanselme et Bougrand (1) ont étudié le rythme éliminatoire de l'arsenic après l'injection de « 606 » et ont

1. Société française de dermatologie, 17 nov. 1910.

constaté qu'après une injection intra-musculaire il se produisait par l'urine une décharge très nette d'arsenic du troisième au sixième jour. Avec une injection intraveineuse l'élimination est beaucoup plus précoce, et notable dans les vingt-quatre premières heures. Dans un cas même l'élimination était massive deux heures après l'injection. Ce sont les mêmes constatations que fit Schreiber, constatations sur lesquelles il se basa pour répéter les injections sans craindre d'accidents d'accumulation toxique. Fischer et Hoppe ne trouvent plus d'arsenic dans les urines le quatrième jour après l'injection intra-veineuse, mais après l'intra-musculaire peuvent encore en déceler le douzième jour.

L'action de l'arséno-benzol en injection soluble intraveineuse est plus rapide qu'en injection intra-musculaire, c'est ma conviction après ce que j'ai vu. Par contre elle est moins durable en raison de la rapide élimination du produit. Agir vite sur des accidents syphilitiques, avec le moins de chance d'intoxication par le foie ou par le rein, étant le but que je recherche, c'est donc aux injections intra-veineuses que je me rallie, suivant les conseils d'Ehrlich et de Schreiber pour soigner des malades atteints de *syphilate de paludisme*.

Le « 606 » stérilise-t-il la syphilis ?

C'est là le gros point, celui qui déchaîne les passions, celui qui n'est pas encore résolu et est loin de l'être.

Ce fut le but d'Ehrlich de tuer d'un seul coup, en masse, tous les tréponèmes, comme c'est celui du professeur Hallopeau de détruire le germe « dans l'œuf » avec des injections locales d'hectine. Je crains fort que cet idéal ne soit réalisé ni par l'un ni par l'autre. Tous les arguments ont été apportés pour et contre, mais de ces discussions n'a point jailli la lumière.

Dans quelles conditions peut-on considérer la syphilis comme éteinte ? Quand un malade ne présente plus depuis longtemps de symptômes objectifs et quand la réaction de Wassermann reste négative à chaque prélèvement sanguin, en un mot quand il n'y a de récidive ni cliniquement ni par les recherches de laboratoire. Or Weintraud est sceptique et a constaté un pourcentage assez élevé de récidives. Treupel n'a pas toujours vu disparaître la réaction de Wassermann. Pour Bayet l'arséno-benzol ne met pas à l'abri des récidives. Jeanselme et Touraine ont fait les constatations de laboratoire les plus diverses, et, dans quelques cas, le Wassermann, négatif avant l'injection, est devenu positif après. Brocq conseille de ne pas considérer le « 606 » comme guérissant tous les cas de syphilis. Le plus souvent, dans les cas assez nombreux traités par Hudelo et Thibaut, la séro-réaction de Wassermann est restée positive. De Beurmann fit disparaître rapidement des gommes ulcérées qui firent une nouvelle apparition un mois après la guérison apparente. Lange, Herxheimer, Frœnkel, Grouven, Jadassohn, Linser, Bering, Wechselmann, etc., ont tous eu des insuccès, des récidives, des Wassermann restant positifs, ou le redevenant rapidement, Karl Bohac et Sobotka, de Prague, ont aussi montré que le « 606 » ne préserve pas à tout jamais des récidives. H. Halkin, au contraire, a toujours vu le Wassermann devenir négatif, au moins après une deuxième injection.

Un journal de Francfort du 18 novembre a publié la note suivante : « La vente du « 606 » Ehrlich-Hata, annoncée pour la fin du mois de novembre 1910 est remise à une époque indéterminée, car on recherche en ce moment une nouvelle méthode d'application. Cette instruction a été donnée en raison d'un très grand nombre de récidives qui se sont produites chez des malades en traitement. » Le même jour, la *Gazette de Francfort* donnait un démenti à cette nouvelle de son confrère. Il y a là un fait assez caractéristique.

Les récidives émeuvent la presse politique allemande comme l'apparition du « 606 » a donné l'occasion à certains de nos grands quotidiens de vanter en de pompeux panégyriques un produit à peine éprouvé. Cet enfant prodige promettait beaucoup. Comme tant d'autres, a-t-il tenu ses promesses?

Quelle conclusion tirer des nombreuses observations de savants compétents, et dont l'expérience est échafaudée sur un très grand nombre de cas traités? Eh bien, avec les procédés actuels, avec le « 606 » idéal ou hyper-idéal, on n'a aucune certitude de guérir la syphilis. Et cependant, quelle action puissante et rapide possède ce nouveau produit !! On ne peut lui opposer l'hectine qui est cependant un excellent médicament. Un de mes malades, que j'ai traité pour une kératose palmaire et plantaire avec rhagades extrêmement douloureuses, et pour lequel j'ai usé la gamme entière des injections mercurielles et arsenicales, n'a vu ses lésions disparaître qu'après une seule injection de 0 gr. 50 d'arséno-benzol. Les plaques muqueuses rebelles de la langue et de la commissure des lèvres ont entièrement disparu. Depuis un mois et demi il fume, ce qu'il ne pouvait et n'osait plus faire, et il ne reparaît aucun accident muqueux. Il est guéri de ses lésions. L'est-il de sa syphilis? Un nouveau Wassermann sera fait d'ici peu.

J'ai entendu M. Hallopeau dire à la séance de la Société de dermatologie et de syphiligraphie du 1er décembre combien remarquables étaient les succès qu'il obtenait par les injections locales d'hectine, dès le début d'une syphilis qu'il tuait ainsi « dans l'œuf ». Et il a ajouté: « Comme preuve que mes malades ainsi traités sont guéris, c'est que je les autorise à se marier. » Ma compétence en la matière est bien minime, mais cependant le simple bon sens me force à critiquer cette preuve qui n'en est pas une. M. Hallopeau aurait dit qu'il était tellement convaincu de la guérison de ses malades qu'il les autorisait à se marier, c'était admissible, en raison de la conscience au-dessus de tout soupçon et de la haute valeur que tous lui reconnaissent. Mais la preuve qu'il a donnée est un danger. Que sont devenus ses malades? Que deviendront-ils? Qu'est leur descendance ou que sera-t-elle?

De plus, la réaction de Wassermann est-elle un critérium ? Prime-t-elle la clinique ? Le professeur Fournier ne le pense pas. On ne peut qu'approuver Gaucher (1) de considérer le Wassermann négatif comme n'ayant aucune signification certaine. Des présomptions de guérison, peut-être ; une certitude, jamais, c'est ce qui découle des observations que je rappelais tout à l'heure.

La syphilis est une maladie essentiellement protéiforme. Toutes les intensités se rencontrent, depuis la syphilis bénigne, n'aboutissant jamais ou très tardivement au tertiarisme, jusqu'à la syphilis maligne, à évolution rapide, à tertiarisme précoce, telle que je l'ai constatée souvent sur les coloniaux que j'ai eu à traiter. Quelques malades ne se sont pas ou peu soignés et ne voient aucun accident. D'autres, malgré des règles hygiéniques scrupuleusement suivies, malgré un traitement intermittent et prolongé ont coup sur coup toute la série des plus fâcheux accidents. Les uns résistent au mercure, les autres aux préparations arsenicales et même à l'arséno-benzol. Pourquoi ? C'est que, fort probablement, comme l'a dit Duhot, il existe plusieurs races de tréponèmes comme il y a plusieurs races de trypanosomes. Des tréponèmes sont mercuriophiles et d'autres arsenicophiles. Ce fut l'avis que me donna le professeur Ehrlich en me conseillant de ne pas reléguer le mercure dans la caisse aux accessoires. Comme Brocq, je crois que mercure et arséno-benzol sont appelés à se compléter mutuellement, et que, de leur association, on pourra retirer les meilleurs résultats.

C'est évidemment un sublime idéal que de vouloir guérir radicalement la syphilis. C'est un idéal de médecin, ce n'est pas toujours celui du malade, qui ne demande souvent qu'à être débarrassé d'accidents qui l'obsèdent. Qui n'a rencontré, comme je l'ai vu fréquemment, des malades atterrés quand on leur annonce, avec les ménagements voulus, qu'ils ont un chancre

1. Académie de médecine, 15 nov. 1910.

syphilitique. Celui-ci veut se tuer. Celui-là se croit un objet d'abjecte répulsion. Ce sont là idées d'un autre âge, ancrées dans les cerveaux par cette absurde dénomination de «maladie honteuse». Puis le chancre guéri, le malade renaît à la vie. La roséole passe souvent inaperçue, ou si le malade la remarque, nouvelle angoisse et nouveau traitement. Viennent des syphilides, c'est alors l'épouvante. Le malade, atteint de kératose palmaire, auquel je faisais allusion tout à l'heure, malade toujours méthodiquement soigné, commençait à désespérer. Tous les jours l'état de ses mains était l'objet de plaisanteries de la part d'amis qui lui demandaient s'il n'avait pas la vérole, et ne croyaient pas si bien dire. L'obsession était à son comble et le pauvre garçon perdait le goût de ses importantes occupations. Depuis le « 606 » une ère nouvelle est commencée pour lui.

Que ne donnerait pas pour en être débarrassé promptement celui qu'un chancre de la lèvre désigne à l'attention publique ? Et les malades atteints de syphilides papuleuses du front, de syphilides pigmentaires du cou, de papules réfringentes, de syphilides pustuleuses de la face, d'onyxis, etc... ? Ils sont autrement préoccupés par leurs accidents visibles que par leur réaction de Wassermann. Or c'est là le triomphe de la préparation d'Ehrlich qui fait disparaître ces misères tangibles avec une rapidité qu'aucun autre médicament n'a atteinte jusqu'à ce jour. Rien qu'à ce point de vue comme au point de vue prophylactique par la disparition en vingt-quatre ou quarante-huit heures des accidents muqueux contagieux, rien qu'à ce point de vue, dis-je, nous n'avons pas le droit de nous priver d'un agent aussi précieux. C'est pourquoi je dois une très grande reconnaissance au professeur Ehrlich qui a bien voulu me donner de son produit.

Pour la stérilisation de la syphilis, c'est une autre affaire : nous l'avons montré. D'ailleurs ne peut-on considérer comme guéri, un malade qui depuis des années n'a aucun accident, même si le Wassermann nous dit qu'il ne l'est pas. Pour ma part, si un de mes malades meurt à 75 ans, de pneumonie, avec Wassermann positif, et sans avoir eu de manifestations syphilitiques depuis des années, je considère qu'il meurt guéri.

A cause de cette action puissante et rapide, c'est avec le « 606 » que je possède que je vais soigner les syphilitiques paludéens, cause de mon voyage en Allemagne et de la publication de ces notes. Je n'ose espérer tuer tous leurs tréponèmes, mais je pourrai, pendant leur court séjour en France, les débarrasser d'accidents qu'ils ne peuvent que mal soigner aux colonies. A tous, je conseillerai ensuite d'emporter avec eux, au Sénégal ou en Cochinchine, une seringue à injection hypodermique et des ampoules d'hectargyre de façon à pouvoir continuer, dans leurs postes lointains, le traitement institué. Malheureusement beaucoup de postes sont éloignés d'un centre possédant un médecin, et mieux vaut s'abstenir d'injections que de risquer la formation d'abcès toujours graves dans les pays chauds, ou de piqûres veineuses, artérielles ou nerveuses. Pour ceux-là le compte-gouttes remplacera la seringue et l'hectargyre sera pris en flacons au lieu de l'être en ampoules.

Toxicité du « 606 »

D'après ce que j'ai vu chez Schreiber, à Magdebourg, il semble bien que l'arséno-benzol d'Ehrlich, à la condition de ne pas être employé à doses élevées, ne présente pas la toxicité que certains lui reprochent. Évidemment il y a eu des cas de mort consécutifs à une injection de « 606 ». Milian en a rappelés dans la conférence qu'il fit à l'hôpital Saint-Louis. Sur 12.000 malades traités, 12 cas de mort ont été signalés au Congrès de Kœnigsberg.

Blaschko signale quelques décès. Telle est la série noire, infime en comparaison des milliers d'injections faites à ce jour. Mais les observations de ces cas mortels sont souvent incomplètes.

Quelquefois même ils ne reposent que sur des « on dit ». Et puis, quelle part de responsabilité revient au médicament?

En admettant même que quelques décès soient directement imputables à l'arséno-benzol, est-ce une raison suffisante pour le rejeter complètement? Non, mille fois non. Le chloroforme aussi a des morts à son actif. On ne peut accuser ni l'impureté du chloroforme, ni l'inexpérience de ceux qui le manient. Le malade seul est responsable de son décès, bien involontairement d'ailleurs. Malgré cela, on s'en servira longtemps encore, en évitant les contre-indications données par l'état du cœur. Peut-être, un jour, de nouveaux moyens d'investigation nous montreront des contre-indications tirées de l'état du bulbe.

La mort mise à part, je n'ai constaté à Magdebourg que les accidents que j'ai signalés : fièvre élevée et passagère à la première injection ne dépendant pas du « 606 » céphalée souvent violente, quelques rares vomissements. Le « signe d'Herxheimer », consistant après l'injection en une exagération des éruptions spécifiques secondaires, ne doit pas être mis sur le compte d'une intoxication, mais est fonction de l'action locale du médicament sur les tréponèmes des syphilides papuleuses, par exemple. On a noté une paralysie passagère des péroniers, de la constipation, du ténesme rectal. Sur près de 500 malades ayant reçu des doses élevées de « 606 », c'est-à-dire un minimum de 1 gramme, Duhot n'a jamais constaté d'accidents cardiaques, rénaux ou oculaires. Milian ne connaît que quelques troubles circulatoires passagers, ralentissement, puis accélération du pouls, un peu de courbature et de l'érythème. C'est vraiment bien peu d'inconvénients à côté de l'énorme bénéfice que l'on est en droit d'attendre d'un tel produit. Le « 606 » n'a pas seul l'apanage de ces petites misères. Savons-nous ce que devient plus tard le foie d'un malade ayant été anesthésié par le chloroforme ? La sérothérapie n'a-t-elle pas ses érythèmes ? J'ai eu une malade intoxiquée avec 0 gr. 50 d'antipyrine. Elle fut couverte d'un érythème généralisé, prise d'atroces démangeaisons et de vomissements. Un autre n'a pu supporter 0 gr. 25 d'iodure de potassium pendant trois jours consécutifs. Une personne, qui m'est proche, fut prise, à la suite de l'absorption de 0 gr. 15 d'exalgine, de vertiges, de sensations de défaillance. Tout récemment, une de mes clientes eut une salivation mercurielle intense après absorption de 0 gr. 50 de calomel. Un de mes parents est couvert d'urticaire s'il mange un œuf ou même un aliment contenant de l'œuf. Je l'ai vu presque asphyxique. Il y a des gens à susceptibilité spéciale, et le fait peut aussi bien s'appliquer à l'arséno-benzol qu'à un autre médicament considéré, en général, comme non toxique aux doses thérapeutiques. Si l'on s'en rapporte à l'opinion de Weintraud, plus la dose de « 606 » employée est élevée, plus les malaises constatés sont importants. De tout cela, j'ai l'impression qu'avec des doses de 0 gr. 40 intra-veineuses, je n'ai rien à redouter pour les syphilitiques paludéens, et encore moins pour les syphilitiques simples.

Le « 606 » va devenir un produit commercial. Ce dernier aura-t-il la valeur du produit soigné de laboratoire ?

Conclusions

La question n'est pas au point. J'estime, comme le disait M. Balzer à la Société de dermatologie et de syphiligraphie du 1er décembre, que tous ceux qui font usage de l'arséno-benzol doivent minutieusement consigner leurs observations, les plus simples comme les plus complexes. Tout doit être noté. Il ne faut être de parti pris ni pour, ni contre, et surtout ne pas cacher ce qui risquerait d'assombrir une statistique. On doit avoir le courage de placer l'intérêt général avant l'intérêt particulier.

Les conclusions de cet exposé sont les suivantes :

1° La syphilis présente une gravité toute spéciale sur les coloniaux déjà entachés de paludisme ;

2° Les paludéens et les syphilitiques retirent un grand bénéfice de la médication arsénicale ;

3° On peut employer sans danger l'arséno-benzol dans les cas d'anémie palustre, et même dans les cas d'hépatite paludéenne compliqués de syphilis ;

4° Les injections intra-veineuses doivent être choisies en raison de l'élimination rapide du « 606 ». Elles seront faites avec le procédé d'Émery, mais en injectant d'abord du sérum physiologique et en employant une aiguille à biseau court ;

5° La syphilis sera peut-être stérilisée, comme avec le mercure ou l'hectine, mais ne le sera pas sûrement. En tout cas, on est à peu près assuré de la disparition très rapide des accidents ;

6° Le mercure sera associé à l'arséno-benzol pour tuer les races de tréponèmes résistant à l'arsenic ;

7° La toxicité du « 606 » est minime, surtout en employant une dose moyenne.

MAYENNE, IMPRIMERIE CHARLES COLIN

www.ingramcontent.com/pod-product-compliance
Ingram Content Group UK Ltd.
Pitfield, Milton Keynes, MK11 3LW, UK
UKHW020945220726
13924UKWH00002B/501